Sabiene Fenske-Deml

Hier steht's • Band 1

Manual für die Durchführung von Prüfungen in der Ergotherapieausbildung

Danksagung

Ich bedanke mich bei meinem Lehrerkollegium, meiner Sekretärin und der Schülerschaft für ihr feedback.

Mein besonderer Dank gilt meinem Mann, Martin Klaus, der mich in meiner Arbeit zu den Manual unterstützte und beriet.

Sabiene Klaus (vormals Fenske-Deml)

Sabiene Fenske-Deml

Hier steht's • Band 1

Manual für die Durchführung von Prüfungen in der Ergotherapie-ausbildung

verlag modernes lernen - Dortmund

Herstellung: Löer Druck GmbH, Dortmund

Bestell-Nr. 1048 ISBN 3-8080-0543-2

Inhalt

1.

Kapitel 1

Herzlich willkommen, liebe Leser – die Medizinische Akademie stellt sich vor

Der Internationale Bund (IB) mit Sitz in Frankfurt ist ein freier Träger der Jugend – Sozial- und Bildungsarbeit e.V.

Die Medizinische Akademie als eine Sparte des Internationalen Bundes mit Sitz in Stuttgart, verfügt über jahrzehntelange Erfahrung und ein umfassendes Wissen bei der Errichtung und den Betrieb von Bildungsangeboten mit medizinischem und sozialwissenschaftlichen Schwerpunkt

Sie kooperiert dabei mit Gesundheitsbehörden, Krankenkassen, medizinischen Standesorganisationen sowie Interessenvertretungen im klinischen Bereich.

Die IB Medizinische Akademie ist bundesweit Träger von über 40 anerkannten Schulen für Gesundheitsfachberufe in der Ergotherapie, Logopädie, Physiotherapie, Arbeitserziehung, Kranken- und Altenpflege, Heilerziehungspflege, Operationstechnische Assistenten (DKG) sowie der Arbeitsgemeinschaft für ärztliche Fort- und Weiterbildung.

Die stete Weiterentwicklung der Aus- Fort- und Weiterbildung gehört zu den wesentlichsten Führungsinstrumenten im modernen Management.

Zur Sicherung einer bedarfsgerechten und praxisnahen Ausbildung sowie aus Qualitätsgründen kooperiert die Medizinische Akademie unter anderem mit renommierten großen Klinikgruppen in Deutschland.

Als moderner Bildungsträger sieht die Medizinische Akademie auch ihre Aufgabe darin, im Rahmen von Schulneugründungen Raum zu schaffen, für die Entwicklung innovativer Modelle und Pilotprojekte.

So hat Sabiene Klaus (vormals Sabiene Fenske-Deml), es sich bei der Gründung der neuen Schule für Ergotherapie der Medizinischen Akademie in Stuttgart zur Aufgabe gemacht, den Qualitätsanspruch und die Möglichkeiten der neuen Ausbildungs – und Prüfungsverordnung für Ergotherapeuten zu nutzen und innerhalb ihres Aufgabenbereiches als Schulleitung auch inhaltliche und formale Standards zu entwickeln.
Dazu gehört unter anderem die Erarbeitung dreier „Manuals", die Schülern wie Dozenten einen Leitfaden für die möglichst stressarme und angenehme Durchführung von Prüfungen, Praktika und Examen bieten.
Dabei besteht immer die Orientierung an den Vorgaben der APrVO und den allgemeinen Standards der Länder. Entsprechend dieser lassen sich die Empfehlungen in den Manuals von Schule zu Schule und von Bundesland zu Bundesland modifizieren.

Ich wünsche Ihnen mit dem vorliegenden Manual angenehmes Arbeiten!

Im Oktober 2003
Sabiene Klaus

Kapitel 2

„Hier steht's" hat Ihnen vermutlich gerade noch gefehlt

Die APrV schreibt vor, „regelmäßig und erfolgreich" an der Ausbildung teilgenommen zu haben, um zum staatlich anerkannten Examen zugelassen zu werden.

Während die „Regelmäßigkeit" ein vergleichsweise leicht zu definierendes und zu überprüfendes Kriterium ist, weichen die Kriterien der „erfolgreichen" Ausbildung von Schule zu Schule und von Bundesland zu Bundesland doch oft erheblich von einander ab.
Unstrittig ist wohl überall, dass mit Notengebung verbundene Leistungserhebung die „Methode der Wahl" ist und oft geben die Curricula einzelner Bundesländer auch hier, hinsichtlich Art und Häufigkeit von Leistungskontrollen, Rahmenbedingungen vor.
Jedoch nicht alle Bundesländer verfügen über ein Curriculum zur Ergotherapieausbildung. Und bestehende formale Regelungen lassen viele Fragen offen hinsichtlich der Qualität und des pädagogischen Anspruches von Prüfungsarbeiten.

Die dreijährige Vollzeitausbildung zur / zum Ergotherapeutin / Ergotherapeuten soll zwei großen Anforderungen gerecht werden:

- Sie soll alle Kenntnisse, Fähigkeiten und Fertigkeiten vermitteln, die für die Ausübung des Berufes in guter Qualität erforderlich sind – und –
- Sie soll die persönliche Entwicklung jedes Ausbildungsteilnehmers zu therapeutischem Denken und Handeln initiieren, fördern und pflegen.

Somit hat sich eine Schule nicht nur als „Erfüllungsgehilfe“ der Ausbildungs- und Prüfungsverordnung zu verstehen, sondern sie sollte in ihrer „Unternehmensphilosophie“ in allen schulrelevanten Bereichen diese Ausbildungsethik realisieren. Selbstverständlich auch und gerade in dem wohl unbeliebtesten Genre während der Ausbildung zum Ergotherapeuten: Bei Prüfungen.

Leistungserhebungen werden meist – sowohl von Schülern wie auch von Lehrern – als ein „notwendiges Übel“ erlebt. Entsprechend „bringt man's schnell hinter sich“, Gestaltung und Ambiente sind wenig ansprechend, oft sogar „lieblos“. Prüfungen als Chance und Möglichkeit des feedbacks zu verstehen, ist eine fast schon ketzerische Auffassung. Allerdings steuern die Erfahrungen aus der Regelschulzeit auch kräftig dazu bei, Prüfungssituationen in dieselbe Kategorie einzuordnen wie Zahnschmerzen und außer Versagensängsten keine positiveren Emotionen aufkommen zu lassen.

Eine berufsbildende Schule, die nicht nur Kenntnisse, Fähigkeiten und Fertigkeiten vermitteln will, sondern auch Persönlichkeitsentwicklung zum Therapeuten (!) betreibt, kann daher nicht resigniert mit den Schultern zucken und sich stumm in das Negativimage von Prüfungen einfügen.

Und auch der Studierende auf dem Weg zu einer Therapeutenpersönlichkeit hat für sich Verantwortung zu übernehmen und darf die Auswahl der zu prüfenden Inhalte nicht nur nach utilitaristischen Kriterien wie „wenig lernen", „leicht merken" und „schnell wiedergeben" einordnen!

Was braucht es also, um aus dem „notwendigen Übel" eine „wichtige Rückmeldung" werden zu lassen?

1. Informationen
2. Wohlbefinden

Das erste Manual aus der Reihe „Hier steht's" über Prüfungen während der Ergotherapieausbildung möge Schülern wie Lehrern beides verschaffen!

Kapitel 3

Ein paar Orientierungshilfen in den Fachbereichen der ergotherapeutischen Ausbildung

Entsprechend der in Kapitel 2 dargestellten therapeutischen und pädagogischen Philosophie einer Schule, *sollte sich der Schwerpunkt aller Leistungserhebung an ergotherapeutisch relevanten Inhalten orientieren.*

Alle Leistungserhebungen während der Ergotherapie-Ausbildung dienen dem Nachweis über den für *den derzeitigen Ausbildungszeitpunkt erforderlichen* Kenntnisstand. Das heißt, das Niveau der Leistungserhebung soll dem Ausbildungsjahr angemessen sein und im dritten Schuljahr das Niveau der Examensprüfung erreichen.

Des Weiteren werden in Leistungserhebungen

- Grundlagenkenntnisse und
- weiterführende Kenntnisse

geprüft, also auch solche, die zwar nicht unmittelbar mit dem Berufsbild im Zusammenhang stehen, für das Verständnis größerer Zusammenhänge jedoch erforderlich sind.

Die Stoffauswahl für eine Prüfung orientiert sich an den o.g. Kriterien,

- im Zentrum steht die ergotherapeutische Relevanz,
- ergänzt wird dies durch Grundlagenwissen (z.B. in Anatomie)
- und durch ergänzendes bzw. weiterführendes Wissen um größere Zusammenhänge (z.B. in Arzneimittellehre).

Es hat sich bewährt, die Schüler in die Stoffauswahl mit einzubeziehen. Dabei trägt der Auszubildende Mitverantwortung für die Prüfungsrelevanz eines Stoffgebietes. Das jeweils für die Prüfung Gelernte soll gewissermaßen die „Quintessenz" eines Themenbereiches beinhalten, so dass das Lernen für eine spezielle Klausur gleichzeitig der Repetition berufsrelevanten Wissens beziehungsweise der zusammenfassenden Vorbereitung für das Examen dient.

In Fächern mit einem Stoffumfang von über 20 Stunden, sollten über den prüfungsrelevanten Inhalt Schwerpunkte gesetzt werden.

Aus dem Anspruch auf die Mitverantwortlichkeit der Ausbildungsteilnehmer entsteht die Konsequenz, dass die Schüler im Rahmen der Vorbereitung über Art und Umfang der Leistungserhebung durch den Dozenten informiert werden sollten. So z.B. über die Art der Fragestellung z.B. MC oder offene Fragen; geplante Anzahl der Fragen, geplante Lernzielstufen, geplante Bearbeitungszeit etc.

Als berufsausbildende Schule ist es jedoch nicht Aufgabe des Unterrichts, Basisfähigkeiten zur Prüfungsvorbereitung und Durchführung mit den Schülern durchzunehmen.

- Rechtschreibung und Grammatik,
- sprachliche Ausdrucksfähigkeit,
- Übersichtlichkeit in der schriftlichen Gestaltung,
- Kenntnisse in Gliederung, Einführung, Zusammenfassung

usw. müssen bei den Ausbildungsteilnehmern als bekannt vorausgesetzt werden.

Dasselbe gilt für mündliche Ausdrucksfähigkeit und verbales Darstellen eines Themas im Falle der mündlichen Prüfung (z.B. bei einem Referat).

- Ebenso ist jeder Schüler eigenverantwortlich für die Effektivität seines Lernens in Umfang und Methode.

In konkreten Fällen kann sich der Schüler jedoch Rat und Unterstützung bei Klassenleitung und/oder Schulleitung holen.

In der Ausbildungs- und Prüfungsverordnung werden 22 Fächergruppen unterteilt. In diesem Manual finden Sie zur Ihrer Orientierung eine Unterteilung dieser Fächergruppen in V Fachbereiche :

I. Ergotherapeutische Behandlungsverfahren

II. Medizinische Fächer

III. Berufsbezogene Fächer

IV. Sozialwissenschaftliche Fächer

V. Gestalterische und kreativtherapeutische Fächer

Die Prüfungsarbeiten sollen sich in ihrer Art an den Anforderungen der einzelnen Fächer während der Ausbildung, und natürlich auch an den Kriterien des staatlich anerkannten Examens orientieren.

So macht es z.B. wenig Sinn, ein Fach, das im Examen mündlich geprüft wird, während der Ausbildung nur oder vorwiegend mit schriftlichen Arbeiten zu versehen.

Im Folgenden finden Sie zu Ihrem Überblick eine tabellarische Aufstellung der fünf Fachbereiche, der eingeordneten Fächer und der empfohlenen Prüfungsform, auf die im einzelnen in den folgenden Kapiteln noch eingegangen wird.

Fachbereich I Ergo-therapeutische Behandlungs-verfahren	Fachbereich II Medizinische Fächer	Fachbereich III Berufs-bezogene Fächer	Fachbereich IV Sozialwissen-schaftliche Fächer	Fachbereich V Gestalterische und kreativ-therapeutische Fächer
Grundlagen der Ergotherapie Motorisch-funktionelle Verfahren Psychosoziale Verfahren Neurophysio-logische Verfahren Neuropsycho-logische Verfahren Arbeitsthera-peutische Verfahren	Biologie / Anatomie / Physiologie AKL Orthopädie Chirurgie Innere Medizin Rheuma-tologie Geriatrie Pädiatrie Neurologie Onkologie Psychiatrie Psychosomatik Kinder- und Jugend-Psychiatrie Arzneimittel-lehre Arbeitsmedizin Erste Hilfe Gesundheits-lehre	Berufskunde Gesetzeskunde Fachtermino-logie Fachenglisch Spiele Hilfsmittel Technische Medien Prävention und Rehabilitation	Psychologie Pädagogik Behinderten-pädagogik Medizin-soziologie Gerontologie	Werktechniken -Holz -Peddigrohr -Pappe / Papier -Farben Textil -Ton Therapeutika Integrierende Elemente Grundlagen der Arbeits-prozesse Therapeutische Anwendungen aus den Werktechniken
Klausuren (Fallbeispiele mit offenen Fragen) Referate Hausarbeit Projektarbeit	Klausuren (MC und offene Fragen) Referate Praktische Prüfung (Erste Hilfe)	Klausuren (offene Fragen) Referate Projektarbeit	Klausuren Text-bearbei-tung mit offenen Fragen Referate Projektarbeit	Klausuren (offene Fragen) Arbeitsbericht Werkstücke Projektarbeit

Kapitel 4

Empfehlungen zu Prüfungsarbeiten

a) Die Klausur

Die Klausur ist eine schriftliche Aufsichtsarbeit in einem Zeitrahmen von 45 – 90 Minuten, je nach Fachgebiet und Stoffumfang. Klausuren können in Form von

- Textbearbeitungen,
- offenen Fragen,
- Fallbeispielen oder als
- multiple-choice Aufgaben gestellt werden.

Es empfiehlt sich, dass die Dozenten innerhalb eines Fachbereiches sich hierüber abstimmen.

Die Klausur prüft berufsbezogenes theoretisches Wissen. Das Niveau sollte im Verlauf der 3 Ausbildungsjahre dem Examensniveau entsprechen.

Die *Formalia* einer Klausur sind meist durch die jeweiligen Schulaufsichtsbehörden, ggf. durch eine entsprechende Verordnung oder Gesetzgebung geregelt.

Das Manual stellt im Folgenden einige der üblichen Formalia vor:

- Klausurtermine sollten rechtzeitig, mindestens 2 Wochen vorher festgelegt werden (idealer Weise 4 Wochen vorher).
- Die stoffliche Schwerpunktsetzung soll den Schülern transparent sein, ebenso die Art der Fragestellungen.
- Ist ein Schüler am Klausurtag erkrankt, so muss er für diesen Tag eine ärztliche Bescheinigung vorweisen, sonst wird die Klausur mit „6“ bewertet.
- Wurde eine Klausur versäumt, so liegt es im Verantwortungsbereich des Schülers baldmöglichst mit der zuständigen Lehrkraft einen Ersatztermin zu vereinbaren.
- Die Benutzung nicht zulässiger Hilfsmittel während der Klausur wird die Note „6“ als Konsequenz nach sich ziehen.

Klausuren werden meist in Form von offenen Fragen mit und ohne Textbearbeitung / Fallbeispiel gestellt bzw. in Form von Multiple Choice Aufgaben.

Folgende Aufgabenformen eignen sich gut:

Die Klausur als multiple-choice Aufgabe

Multiple-choice ist die Aufgabenstellung der Wahl wenn es darum geht, viel Wissen und deren Zusammenhänge abzuprüfen. Grenzen sind diesem Aufgabentyp jedoch gesetzt, wenn es darum geht, den Prüfling zu selbstständigem Erarbeiten der Lösung zu veranlassen.

Hier ein paar grundsätzliche Regeln:

1. Anzahl der angebotenen Lösungen

Die Anzahl der angebotenen Lösungen sollte zwischen 4 und 6 liegen, bzw. zwischen D und F

2. Einfach -/ Mehrfachauswahl

Jede Aufgabe muss deutlich als Einfach- ODER (!) Mehrfachauswahlaufgabe gekennzeichnet sein. Die Fragestellung kann sich entweder auf das Herausfinden der richtigen oder der falschen Antwort bzw. bei Mehrfachauswahl der richtigen oder der falschen Antworten beziehen.

Beispiel Einfachauswahl:

Welche Aussage ist falsch?

☐ a) Bei Diabetes mellitus wird vermehrt Zucker im Harn ausgeschieden

☐ b) Typisch für ein Koma diabeticum ist die Kußmaul-Atmung

☒ c) Insulin erschwert die Blutzuckeraufnahme in den Zellen

☐ d) Ein Mangel an Insulin kann zum Diabetes mellitus führen.

Beispiel Mehrfachauswahl

Welche Aussagen sind richtig?

a) Eine Entzündung kann als eine Abwehrreaktion des Organismus gegenüber verschiedenen schädlichen Einflüssen gesehen werden.

b) Der *Tumor* ist bedingt durch das entzündliche Ödem

c) *Calor* ist durch eine Mangeldurchblutung verursacht

d) Eine Entzündung kann auch durch eine Antigen-Antikörper Reaktion hervorgerufen werden

☐ 1. Nur a und d sind richtig
☐ 2. Nur b und c sind richtig
☒ 3. Nur a, b und d sind richtig
☐ 4. Nur c und d sind richtig
☐ 5. Alle Aussagen sind richtig

BITTE BEACHTEN SIE!

Eine Mischform der Aufgabenstellung (welche Aussage/n ist/sind richtig bzw. welche Aussage/n ist/ sind falsch) ist NICHT zulässig!

3. Zuordnungsaufgaben

Beispiel

Treffen Sie die richtige Zuordnung:

1. Rotatorenmanschettenruptur
2. Panaritium
3. Bennett – Fraktur
4. Monteggia – Fraktur

A. Entzündung im Fingerbereich

B. Proximaler Schaftbruch der Elle und Luxation des Radiusköpfchens

C. Sehnenriss im Bereich des Schultergelenks

D. Metacarpale-1-Fraktur mit Luxation des Daumens

(Lösung: 1C 2A 3D 4B)

4. Verknüpfungsaufgaben

Beispiel

Aussage 1: Eine screening-Untersuchung auf Rachitis gibt es nicht

weil

Aussage 2: es sich hierbei nicht um eine angeborene erbliche Stoffwechselkrankheit handelt.

☐ A: 1 ist richtig – 2 ist richtig – Verknüpfung ist richtig

☐ B: 1 ist richtig – 2 ist richtig – Verknüpfung ist falsch

☒ C: 1 ist richtig – 2 ist falsch

☐ D: 1 ist falsch – 2 ist richtig

☐ E: 1 ist falsch – 2 ist falsch

5. Form der Aufgabenstellung

Die Aufgabenstellungen müssen eindeutig sein.
Fallen, wie zwei ähnlich lautende Begriffe, die in der Bedeutung jedoch unterschiedlich sind, sind nicht zulässig. (Z.B. „Der Berufsverband der Ergotherapeuten hat die Abkürzung VdE [anstatt DVE]“)
Ebenso sind doppelte Verneinungen nicht erlaubt. (Z.B. „Welche Aussage ist falsch?“ a) Kein Befundergebnis führt nicht zu dem Vermerk „ohne Befund“.)

Die Klausur in Form von offenen Fragen mit oder ohne Textbearbeitung / Fallbeispiel

- Die Klausur in Form von *„Offenen Fragen“* findet bevorzugt ihre Anwendung in den Fachbereichen II „Medizinische Fächer“ und III „Berufsbezogene Fächer“.
- Die Klausur in Form von *„Fallbeispiel + offene Fragen“* findet schwerpunktmäßig ihre Anwendung in dem Fachbereich I „Ergotherapeutische Behandlungsverfahren“.
- Die Klausur in Form von *„Textbearbeitung + offene Fragen“* findet vor allem ihre Anwendung in dem Fachbereich IV „Sozialwissenschaftliche Fächer“.

Aufgaben zu verschiedenen Themenbereichen

Die Klausur besteht aus Aufgaben aus den für die Klausur festgesetzten Themenbereichen.

Zur besseren Übersichtlichkeit innerhalb einer Aufgabe kann diese nochmals unterteilt werden z.B. in a) und b). Die Unterteilung der Aufgabe dient jedoch nur der Übersichtlichkeit und soll die Aufgabe nicht komplexer machen.

Beispiel: „Definieren Sie die Begriffe Behinderung und Störung und erläutern Sie anhand eines Beispieles die Gemeinsamkeiten und Unterschiede dieser Begriffe“

Oder

a) Definieren Sie die Begriffe ‘Behinderung’ und ‘Störung’
b) Erläutern Sie anhand eines Beispieles die Gemeinsamkeiten und Unterschiede dieser Begriffe.

Der Vorteil von Unterteilungen liegt darin, dass die beiden Teilbereiche der Aufgabe unterschiedlich bepunktet werden können, wenn unterschiedliche Schwierigkeitsgrade vorhanden sind.

Aufgaben zu einer Textbearbeitung

Es können sich entweder alle in der Klausur gestellten Aufgaben auf den Text beziehen oder nur ein Teil.

Im letzteren Fall handelt es sich um eine Mischform aus „Offenen Fragen“ + „Offene Fragen mit Text“ und die jeweiligen Fragen müssen deutlich gekennzeichnet sein, welche sich nun auf den Text beziehen und welche nicht.

Die Aufgaben zu einer Textbearbeitung beziehen sich unmittelbar auf den Text, können aber auch Wissen abprüfen, dass im Zusammenhang mit dem Thema des Textes steht.

Ferner kann der Text und die in ihm getroffenen Aussagen als Anregung bzw. Diskussionsgrundlage eingesetzt werden mit der Aufforderung an den Schüler, sich hiermit auseinander zu setzen.

Es ist zulässig, einen bereits aus dem Unterricht bekannten Text auszuwählen, jedoch die Fragen hierzu neu zu formulieren. Dieses Verfahren ist insbesondere zu Beginn der Ausbildung geeignet, wenn die Mehrzahl der Schüler noch nicht so routiniert in einer Textbearbeitung ist.
Zum Lesen eines unbekannten Textes im Rahmen einer Prüfung sollten 5 – 10 Minuten Zeit mit einkalkuliert werden.

Obgleich in einer berufsbildenden Schule Kenntnisse zur Textbearbeitung weitgehend vorausgesetzt werden müssten, hat es sich doch bewährt, den Schülern einige Tipps an die Hand zu geben, wie sie beim Lesen des Textes sich durch entsprechende Markierungen Übersichtlichkeit verschaffen können.

Dabei gilt die Empfehlung, nur dann ganze Sätze zu markieren, wenn es tatsächlich auf das genaue Zitieren ankommt. Ansonsten ist das Markieren einzelner Schlüsselwörter wegen der Übersichtlichkeit besser. Der Strukturierung dient auch das Markieren mit Symbolen.

Beispiele

v. i.	Besonders wichtig (very important)
!	Genau! Einverstanden! Stimme zu!
! ?	Zweifel. Nicht einverstanden.
? ?	Verstehe ich nicht, unklar.
Def.	Definition
Bsp.	Gutes Beispiel
S. 34	Verweis auf eine andere Textstelle
(1) (2)	Verweis auf eigene Notizen, die entsprechend nummeriert sind.

Aufgaben zu einem Fallbeispiel

Im wesentlichen entsprechen die Kriterien der Bearbeitung eines Textes dem der Bearbeitung eines Fallbeispieles.

Da es sich bei einem Fallbeispiel meist um eine medizinisch – therapeutisch zu beurteilende Patientensituation handelt, muss den Schülern entweder die Gelegenheit gegeben werden, ihnen unbekannte Diagnosen oder Symptombilder im medizinischen Wörterbuch nach zu schlagen oder die Klausur enthält ein Glossar oder der Schüler kann während der Arbeit den aufsichtsführenden Dozenten fragen.

Die Fragestellung zu dem Fallbeispiel muss deutlich machen, ob der Schüler sich ausschließlich an die dargestellten Fakten halten muss, oder ob er die Aufgabe auch auf der Basis von Vermutungen oder Interpretationen lösen kann. Dies müsste dann jedoch vom Schüler in der Bearbeitung entsprechend gekennzeichnet werden.

Beispiel:

„Die beschriebene Symptomatik lässt den Verdacht zu, dass zusätzlich zum apoplektischen Ereignis noch eine parkinsonoide Erkrankung bestehen könnte. Ich empfehle daher .....“

b) Das Referat

Das Referat dient der Schulung der verbalen Ausdrucksfähigkeit des Schülers und soll die für das ergotherapeutische Berufsbild typische Situation beüben, vor einer Gruppe ein Thema frei und souverän vortragen zu können.

Bewertungskriterien sind neben der adäquaten fachlichen Auseinandersetzung mit dem Thema auch die Art der Darbietung, der Einsatz von Medien und die sprachliche Ausdrucksfähigkeit.

Die schriftliche Ausarbeitung kann als Bewertungskriterium mit hinzugezogen werden.

Außerdem soll das Referat auf die mündliche Prüfung im Examen vorbereiten. Daher ist es vor allem für die Fächer empfohlen, die im Examen mündlich geprüft werden.

Es handelt sich bei dem Referat um einen mündlichen Vortrag auf der Basis einer schriftlichen Ausarbeitung des Themas. Die Zeitdauer des Vortrages sollte zwischen 10 und 15 Minuten liegen.

Die *Formalia* eines Referates sind meist durch die jeweiligen Schulaufsichtsbehörden, ggf. durch eine entsprechende Verordnung oder Gesetzgebung geregelt.

Das Manual stellt im Folgenden einige der üblichen Formalia vor:

- Die Wertung des Referates zählt wie bei der Klausur 4-fach.
- Referatstermine sollten rechtzeitig, mindestens 2 Wochen vorher festgelegt werden (idealer Weise 4 Wochen vorher).
- Die Bewertungskriterien eines Referats sollten den Schülern transparent sein.
- Ist ein Schüler am Referatstag erkrankt, so muss er *für diesen Tag* eine ärztliche Bescheinigung vorweisen, sonst wird das Referat mit „6“ bewertet.
- Wurde ein Referat versäumt, so liegt es im Verantwortungsbereich des Schülers baldmöglichst mit der zuständigen Lehrkraft einen Ersatztermin zu vereinbaren.
- Zur Vorbereitung eines Referates können auch Projektstunden in der Schule zur Verfügung gestellt werden.
- Referate können auch an Kleingruppen vergeben werden (Gruppenreferat)

Die *Referatsthemen* können entweder durch die Lehrkraft gestellt werden, oder die Schüler suchen sich selbst – innerhalb eines vorgegeben Rahmens – ein Referatsthema.

Das Einzelreferat

- Das **Thema** sollte sich auf Inhalte beziehen, die eine erweiterte Auseinandersetzung mit den Unterrichtsinhalten erforderlich machen. Das heißt, das Referat dient nicht der Wiederholung oder Zusammenfassung eines erfolgten Unterrichts und ersetzt auch nicht den Unterrichtspart des Dozenten. Sondern der Schüler hat sich in seinem Referatsthema mit ergänzenden oder erweiterten Inhalten zu beschäftigen.
- Zur **Erstellung** des Referats dienen u.a. Projektstunden in der Schule zum Selbststudium. Einen Anteil sollte der Schüler aber auch in häuslicher Arbeit erledigen.
- Das **Material** zum Referat kann aus verschiedenen Quellen kommen: Internet, Literatur, Prospektmaterial, Filme sind ebenso geeignet, wie Interviews mit Sachbearbeitern von Behörden, Vertretern bestimmter Zielgruppen etc.
- Der **Aufwand** zur Referatsvorbereitung sollte jedoch dem Umfang von 4 Schulstunden nicht überschreiten. (Ausnahmen sind nach Absprache möglich)

- Die **Darbietung** des Referates, insbesondere der **Medieneinsatz** sind ein wesentliches Bewertungskriterium und dieses soll für den Schüler transparent definiert werden. (Siehe hierzu auch die Regeln zur Bepunktung von Aufgaben)
- Die **Dauer** des Referats sollte ca. 10 Minuten betragen. Kurzreferate sind ebenfalls möglich.
- Das Referat sieht eine genaue **schriftliche** Ausarbeitung nicht vor. Jedoch sollte zu jedem Referat ein kurzes **Hand out** erstellt werden, dass für die Mitschüler und dem Scripten-Pool zur Verfügung gestellt wird.
- *Anmerkung:* An unserer Schule existiert ein *„Scriptenpool“.* Es handelt sich hierbei um eine fachbezogene Sammlung von Scripten, welche die Dozenten für ihren Unterricht erstellen und auch von Handouts zu Referaten, Hausarbeiten, Projektarbeiten der Schüler. Der Scriptenpool dient als „Nachschlagewerk“ für Schüler und Dozenten und zur Examensvorbereitung.

Das Gruppenreferat

- Die **Kriterien** des Gruppenreferates sind analog dem des Einzelreferates.
- Zum **Einsatz** kommen kann das Gruppenreferat,
  - wenn entweder das Thema zu komplex für ein Einzelreferat in Vorbereitungszeit, Vorbereitungsaufwand und Darstellung wäre
  - oder die Gesamtzeit, die für das Unterrichtsfach noch zur Verfügung steht, für Einzelreferate nicht mehr ausreichend wäre.
- **Wichtig**: Um auch in Kleingruppenreferaten jeden einzelnen Schüler beurteilen zu können, müssen die Teilbereiche, bzw. die Teilaufgaben für jeden Schüler eindeutig definiert sein und auch die Bewertungskriterien. Außerdem müssen die Teilaufgaben von ihrem Anforderungsniveau her vergleichbar sein. Letztlich entscheidet dies auch die mögliche Anzahl von Teilnehmern an einem Gruppenreferat.
- Die **Dauer** eines Gruppenreferates kann proportional zu der des entsprechenden Einzelreferates steigen. In der Regel bis zu 45 Minuten (eine Unterrichtseinheit)

c) Die Hausarbeit

Kern der Hausarbeit ist die tiefer gehende Auseinandersetzung zu einem Themenbereich, wobei insbesondere der Transfer auf die ergotherapeutische Arbeit ein Schwerpunkt ist.

Bewertungskriterien sind neben der sachlich-fachlich adäquaten Auseinandersetzung mit dem Thema auch die Schlüssigkeit im Aufbau der Arbeit, die schriftliche Ausdrucksfähigkeit und das äußere Erscheinungsbild.

- Die Hausarbeit ist eine schriftliche Arbeit, die selbstständig vom Schüler zu hause und/oder in den Projektstunden gefertigt wird.
- In Fächern, die eine tiefer gehende und vor allem curriculare Umsetzung des Stoffes erfordern, ist eine Hausarbeit vorgesehen.
- In Form einer schriftlichen Abhandlung soll der Schüler zeigen, dass er zu einer schriftlichen Auseinandersetzung mit einem ergotherapeutisch relevanten Thema fähig ist.
- Dabei wird im Gegensatz zu der Klausur nur ein Thema vorgegeben, **ohne** hierzu noch zusätzliche Fragen zu formulieren.
- Das heißt, der Schüler soll sich selbst den Schwerpunkt zu diesem Thema wählen, über den er sich schriftlich auseinander setzen will.

Die *Formalia* einer Hausarbeit können durch die jeweiligen Schulaufsichtsbehörden, ggf. durch eine entsprechende Verordnung oder Gesetzgebung geregelt sein.

Das Manual stellt im Folgenden einige der üblichen Formalia vor:

- Die Wertung der Hausarbeit zählt wie bei der Klausur 4-fach.
- Die Abgabetermine zur Hausarbeit sollten rechtzeitig, mindestens 4 Wochen vorher festgelegt werden (idealer Weise 6 Wochen vorher).
- Die Bewertungskriterien einer Hausarbeit sollten den Schülern transparent sein.
- Ist ein Schüler zum Abgabetermin der Hausarbeit erkrankt, so muss er *für diesen Tag* eine ärztliche Bescheinigung vorweisen, sonst wird die verspätete Abgabe mit „6“ bewertet.
- Wurde die Abgabe der Hausarbeit entschuldigt versäumt, so liegt es im Verantwortungsbereich des Schülers baldmöglichst mit der zuständigen Lehrkraft einen Ersatztermin zu vereinbaren.
- Zur Vorbereitung auf eine Hausarbeit können auch Projektstunden in der Schule zur Verfügung gestellt werden.
- Der Umfang der Hausarbeit sollte 8 Seiten nicht überschreiten. Die Hausarbeit soll maschinen- oder computergeschrieben sein.

Empfehlungen zum Aufbau einer Hausarbeit

- Thema
  (wie vom Dozenten gestellt)

- Einleitungsgedanke
  hier soll der Schüler seinen Schwerpunkt setzen, ggf. erläutern, was ihn persönlich an der Thematik interessiert, worauf es ihm ankommt.

- Begriffsbestimmung/en
  im Zusammenhang mit der nachfolgenden Bearbeitung, z.B. in welchem Kontext wird der Begriff „Propriozeption" gebraucht. Diese Begriffsbestimmungen sind notwendig, wenn mit Fachterminologie umgegangen wird, die in der Praxis unterschiedliche Verwendung findet.

- Themafrage/ Problemdarstellung etc.
  hier ist der Kern der *Hausarbeit* zu suchen. Die schriftliche Auseinandersetzung kann *z.B.*(!) erfolgen:
  In Form von Beispielen und deren Erläuterung, Beschreibung von Prozessen, Diskussionen um Pro und Contra, Erklärung bestimmter Vorgehensweisen, Bewertungen, Interpretationen, Einbringen persönlicher Meinungen, Kritik, Aufstellen, Verifizieren oder Falsifizieren von Thesen etc. Der Schüler muss die für ihn und sein Thema passende Form auswählen.

- Schlussgedanke
  Hier werden die Kernpunkte der Hausarbeit nochmals aufgegriffen, eventuell eine Zusammenfassung gegeben und / oder eine Reflexion des Schülers.

d) Die Projektarbeit

Wesen der Projektarbeit ist insbesondere die ergotherapeutische Auseinandersetzung mit dem jeweiligen Thema im konkretem Praxisbezug.
Die SchülerInnen sollen Kenntnisse und Fertigkeiten erlernen und üben, die für ihr späteres Berufsbild von Relevanz sind.

Bewertungskriterien sind insbesondere die Fähigkeit zur Teamarbeit jedes Einzelnen, konstruktive gruppendynamische Prozesse, Kritikfähigkeit und Problem lösendes Denken.

Es handelt sich um eine praktische Arbeit, die von den Schülern in Gruppen erstellt wird. Die Art der Projektarbeit richtet sich nach dem jeweiligen Unterrichtsfach. Gegenstand einer Projektarbeit kann beispielsweise sein:

- Herstellen von Therapeutika.
- Entwerfen von Plakaten z.B. für Messen oder im Rahmen eines Tags der offenen Tür.
- Entwickeln von ergotherapeutischen Befunderhebungsbögen.
- Gestalten von Festen in einem therapeutischen Kontext. (Erfahrungsfeld der Sinne, Dunkelcafé...)
- etc.

Projektarbeiten werden in den jeweiligen Unterrichtszeiten und speziellen Projektstunden erbracht. Die Zeitdauer für Projektarbeiten, bzw. der Fertigstellungstermin wird von den jeweiligen Fachlehrern festgelegt.Sie sollten jedoch im Verhältnis zu den Gesamtstunden des Faches stehen und weniger als die Hälfte der geplanten Unterrichtsstunden betragen.

Wichtig hier auch: die genaue Aufgabenstellung und die Bewertungskriterien (Punkte) müssen vor Beginn der Arbeit den Schülern *schriftlich* transparent gemacht werden.

Empfehlungen zur Projektarbeit

Im Zentrum der Projektarbeit stehen die Fähigkeiten zur **praktischen** Umsetzung ergotherapierelevanter Themen.
Die Projektarbeit wird meist innerhalb von Gruppen erstellt, so dass hierbei gleichzeitig die Teamfähigkeit jedes Einzelnen trainiert wird.

Folgende Aufgabengebiete sind für Projektarbeiten besonders empfehlenswert:

- Herstellen von Therapeutika z.B. im Rahmen eines werktechnischen Faches. Das herzustellende Therapeutikum sollte sich jedoch in einem größeren Rahmen bewegen, damit dies auch in Gruppenarbeit realisiert werden kann.
- Während z.B. ein „Einhänderessbrettchen" eher von jedem Einzelnen im Handwerksunterricht gefertigt werden kann, bieten sich für eine Projektarbeit Themen an wie Tastwand; Funktionswand; Pacours für Gehtraining; etc. (Die hergestellten Objekte verbleiben entweder in der Schule als Anschauungsobjekte oder werden von der jeweiligen Klasse einer Einrichtung gestiftet)
- Fertigen von Plakaten/Postern zur Präsentation ergotherapeutischer Themen im Rahmen von Öffentlichkeitsarbeit, anlässlich eines Tages der „offenen Tür", Gestaltung von Messeständen, Gestaltung von Schulräumen (Eingangsbereich) etc.
- Herstellen von Fotografien / Videofilmen über ergotherapeutische Arbeitsweisen z.B. Therapeutisches Führen; Perfetti-Therapie®; Bobath-Lagerung®; Sentitas® etc. zur Demonstration und Training im Multi-Media Bereich.
- Erarbeiten von Dokumentationssystemen; Indikationskatalogen; Befunderhebungsbögen; etc. in schriftlicher Form und als therapeutische Software. Dieses Equipment dient sowohl dem eigenen „ergotherapeutischen Handwerkszeug" im späteren Berufsleben, als auch der Weiterleitung an Krankenkassen und andere Kostenträger als auch an verordnende Ärzte, um auch auf der berufspolitischen Ebene das Bild der Ergotherapie transparenter zu machen.

e) Das Werkstück und der Arbeitsbericht

Zu den Paradigmen der Ergotherapie gehört auf der Basis des ganzheitlichen Menschenbildes, dem Menschen das Bedürfnis nach einem Lebenssinn und nach sinngebenden Handeln zu unterstellen.
Die berufliche Ethik der Ergotherapie bezieht sich daher auch auf das Unterstützen, Fördern und Wiederherstellen von Handlungsfähigkeit bei ihren Patienten.

Handwerklich – Gestalterisches – Tun empfiehlt sich daher sowohl als *Methode* als auch als *Medium*, die Handlungsfähigkeit des Patienten zu fördern.

Auswahl und Einsatz handwerklich-gestalterischer Medien und Methoden gehorchen denselben Kriterien von

- Befunderhebung
- Therapieplanung
- Therapiedurchführung
- Evaluation
- und Dokumentation

wie alle anderen ergotherapeutischen Verfahrensweisen auch. Ein beliebiger und unfundierter Einsatz am Patienten ist inakzeptabel und teilweise auch gefährlich.

Es kann somit nicht Schwerpunkt der ergotherapeutischen Ausbildung sein, möglichst viele und differenzierte Werktechniken zu erlernen und diese dann unspezifisch dem Patienten anzubieten. Vielmehr geht es um die Auswahl exemplarischer Verfahrensweisen, die bei entsprechender Indikation, unter Beachtung der Contraindikationen, in der Patientenbehandlung ihren Einsatz finden.

Die neue Ausbildungsordnung trägt dem Rechnung mit der deutlichen Schwerpunktverlagerung von den handwerklichen Techniken zu der therapeutischen Umsetzungsfähigkeit.

Zu den Unterrichtsinhalten gehören:

- Material- und Werkzeugkunde
- konstruktiv-strukturierende und gestalterisch-kreative Arbeitstechniken
- Arbeitsprozesse in einfachen und komplexen Aufgabenstellungen
- Einzel- und Gruppenarbeit;
- Anleitung und freies Planen
- Selbstständiges Erarbeiten einer Technik
- Manuelle und maschinelle Arbeit.
- Arbeitsorganisation einschließlich Planung, Vorbereitung, Arbeitsplatzgestaltung und Ergonomie
- Therapeutische Anwendung der Techniken und Patientenanleitung
- Kriterien für die Therapierelevanz einer handwerklichen Technik.

Das Manual empfiehlt, in Anlehnung an die Richtlinien des bayerischen Curriculums (siehe Literaturhinweise), bei der Auswahl der in Frage kommenden Handwerkstechniken zum Einen die Therapierelevanz einer Technik zu berücksichtigen und zum anderen Techniken auszuwählen, die quasi exemplarisch für andere, ähnliche Techniken gelten, so dass die erlernten Kenntnisse und Fähigkeiten unter therapeutischem Bezug auf andere handwerkliche Techniken übertragen werden können.

Folgende Handwerkstechniken sind zu empfehlen:

Handwerkstechniken zur konstruktiv-strukturierenden therapeutischen Umsetzung:

- Holz
- Peddigrohr
- Papier und Pappe

Handwerkstechniken zur kreativ-gestalterischen therapeutischen Umsetzung

- Ton
- Farben
- Textil

Lerninhalte der konstruktiv-strukturierenden Techniken sind beispielsweise:

- Grundkenntnisse über Auswahl und Anwendung geeigneter Werkzeuge und Materialien
- Anwendung verschiedener Verbindungstechniken
- Kantenbearbeitung und Bearbeitung von Oberflächen
- Adäquater Umgang mit Werkzeug und Maschinen
- Gestaltung des Arbeitsplatzes unter handwerklichen und therapeutischen Aspekten z.B. behindertengerechter Arbeitsplatz; Beachtung allgemeiner und spezieller Sicherheitsbestimmungen;
- Arbeitsorganisation unter Berücksichtigung spezieller Krankheitsbilder

Lerninhalte der gestalterisch-kreativen Techniken sind beispielsweise:

- Aufbau von plastischen und halbplastischen Körpern
- Gestaltungen von Reliefs
- Erhebungen, Vertiefungen, Durchbrüche
- Grundlagen der Farbenlehre
- Psychologie der Farben
- Linie und Punkt als gestalterisches Element
- Anwendung von Seide, Wolle, Garnen
- Anwendung von Papier und Farben
- Anfertigen von Arbeitsplan und Arbeitsanalyse
- Selbsterfahrung
- Therapeutische Anforderungen

Zum Ende eines Werkfaches (Farbe, Textil, Peddigrohr, Ton, Holz, Pappe/Papier) erstellen die Schüler ein Werkstück, das benotet wird und fertigen dazu einen Arbeitsbericht, mit den ergotherapeutisch relevanten Kriterien zur Herstellung des Werkstückes.
Die Leistungserhebung selbst ist unabhängig davon, wie viele Werkstücke insgesamt im Rahmen des Werkunterrichtes erstellt wurden.
Das Werkstück zählt in der Wertung 3-fach, der Arbeitsbericht 1-fach.

Im Übrigen gelten zur Fristeinhaltung der Abgabe die gleichen Kriterien wie bei den anderen Leistungserhebungen.
Einzelheiten regeln die jeweiligen Fachlehrer in Absprache mit der Schulleitung.

Kriterien des Werkstücks

Das herzustellende Werkstück muss einen ergotherapeutischen Bezug haben.

- *Entweder ergebnisorientiert,* d.h. im Ergebnis soll beispielsweise ein Therapeutikum hergestellt werden (Einhänderessbrettchen, Knopfanziehhilfe, Trinkgefäß mit zwei Henkeln etc.)
- *Oder prozessorientiert,* d.h. die Herstellung erfolgt in Materialauswahl, Arbeitsumfeld, Adaptionen etc. auf eine Art und Weise, wie sie im Rahmen einer ergotherapeutischen Behandlung am Patienten eingesetzt wird. Dieser Prozess muss ggf. deutlich schriftlich beschrieben werden, sofern er aus der Ansicht des Werkstückes nicht abzuleiten ist.
- Nicht angemessen ist die Herstellung eines beliebigen Werkstückes, bei der ausschließlich der Umgang mit der Werktechnik im Vordergrund steht (irgendein Seidentuch, irgendein Gefäß, irgendein Holzspielzeug etc.)

Kriterien des Arbeitsberichts

Der Arbeitsbericht wird als Aufsichtsarbeit verfasst. Er hat sich an den allgemeinen Formalia für schriftliche Arbeiten zu orientieren.

Die Anforderungen des Arbeitsberichts sollen sich an dem jeweiligen Werkfach und der Art des Werkstückes orientieren.

Folgende Aufgaben sollte der Arbeitsbericht beinhalten:

- Arbeitsplatzgestaltung
- Ordnung am Arbeitsplatz / ggf. Unfallverhütung
- Material / Werkzeug / ggf. Materialberechnung
- Arbeitsablauf (stichpunktartige Planung)
- Ausgewählte Möglichkeiten der therapeutischen Indikationen und Contraindikationen (orientiert sich an dem, was im Unterricht besprochen wurde).

Kapitel 5

Kennen lernen der Lernzielstufen als Kriterien des Anforderungsniveaus einer Prüfung

Im Sinne unseres Anspruches an effektive, angenehme und transparente Prüfungen während der Ausbildung zum Ergotherapeuten, sollten auch die Bewertungskriterien näher definiert und für Lehrer wie auch Schüler nachvollziehbar sein.

Mit Ausnahme der Multiple-Choice-Fragen (MC-Fragen), die durch das Angebot der möglichen Antworten einen eigenen Aufgabentyp darstellen, ist in schriftlichen Prüfungen die *Art der Fragestellung* ein Kriterium des Schweregrades.

Das Anforderungsniveau einer Prüfungsfrage zu erkennen, hilft dem Prüfling wiederum, die Frage angemessen, das heißt weder zu ausführlich noch zu knapp zu beantworten.
Gleichzeitig lässt sich ein strukturiertes Frageniveau durch die Anzahl der maximal zu erreichenden Punkte auch transparenter und adäquater bewerten: „einfache" Fragen werden geringer bepunktet als „komplexe".

Eine bewährte Strukturierungshilfe ist die der drei Lernzielstufen LZ I , LZ II, und LZ III.

Die erste Lernzielstufe

Es gehört zu dem Anforderungsprofil von Ergotherapeuten, Fakten vollständig wiederzugeben, ohne Interpretationen oder ähnliches.

Diese Fähigkeit soll im Abfragen der LZ I überprüft und entsprechend gewertet werden.

LZ I, überprüft die Fähigkeit, Gelerntes (exakt) zu formulieren. Wie exakt die Wiedergabe sein soll, hängt vom Stoffgebiet ab. So lässt z.B. ein Zitat weniger Variablen zu, als eine sinngemäße Definition.

Ein typisches Erkennungsmerkmal der LZ I ist die Aufforderung an den Schüler etwas zu **nennen**.

Beispiele:

- Nennen Sie Hauptsymptome des Morbus Parkinson
- Nennen Sie die Phasen einer Erkrankung bei CP
- Nennen Sie zwei Philosophen, die entscheidend die pädagogische Richtung des 20 Jahrhunderts mitgeprägt haben.

Der Terminus „Nennen“ kann bei manchen Fragestellungen im Sprachgebrauch ungeschickt wirken. Beispiel: anstatt „Nennen Sie die aktuelle Fassung des Gesetzes für Ergotherapeuten“ besser „Wie lautet die derzeit aktuelle Fassung des Gesetzes für Ergotherapeuten?“ In diesem Fall ist es angebracht, um dem Schüler die Anforderungen der „Lernzielstufe I“ transparent zu machen, hinter die Frage den Vermerk: (LZ I) zu setzen.

Das *Bewertungskriterium* der LZ I, ist das Wiedergeben von Gelernten in mehr oder weniger exakter Form. Der Grad der Exaktheit muss eventuell aus der Fragestellung hervor gehen.

Beispiele:

- Wie lautet genau der „Kategorische Imperativ“ von E. Kant? (LZ I)
- Geben Sie mit Ihren eigenen Worten die wesentlichen Kriterien der beruflichen Ethik von Ergotherapeuten wieder. (LZ I)

Das Lernziel ist erreicht, wenn der Prüfling alle relevanten Fakten wiedergegeben hat, jedoch **ohne** diese zu erläutern oder an einem Beispiel anzuwenden!

> Das Bewertungskriterium ist, Faktenwissen wiederzugeben. Nicht mehr und nicht weniger! Viele Prüflinge bevorzugen es, vorsichtshalber „alles“ zu dem Thema hinzuschreiben in der Hoffnung, es wird wohl das Richtige dabei sein. Dies ist nicht korrekt!

Die zweite Lernzielstufe

Von großer Relevanz für das Berufsbild des Ergotherapeuten ist es, fachliche Inhalte und Zusammenhänge z.B. für den Patienten verständlich dar zu stellen! Ein Gütekriterium einer guten Erläuterung oder Beschreibung ist, dies in einer Form vorzunehmen, dass der Laie zu diesem Thema trotzdem ein Verständnis erlangen könnte.

LZ II, überprüft die Fähigkeit, Gelerntes nicht nur wiederzugeben, sondern auch zu erläutern. Hier geht es um Einsicht in Hintergründe und Zusammenhänge von Fakten.

Ein typisches Erkennungsmerkmal der LZ II ist die Aufforderung an den Schüler, etwas zu erklären / erläutern bzw. etwas zu Beschreiben mit oder ohne Beispiel.

Beispiele:

- Beschreiben Sie die Aufgaben des Herzens im Blutkreislaufsystem
- Erläutern Sie wie eine „Trisomie 21“ entstehen kann.
- Erklären Sie an einem Beispiel, welche Auswirkungen eine rigide Sauberkeitserziehung in der Kindheit auf die Entwicklung des Körperschemas haben kann.

Auch hier ist es empfehlenswert, bei Formulierungen der Fragestellung, ohne die Erkennungsmerkmale „erläutern/erklären/beschreiben“ zur Transparenz den Vermerk: (LZ II) hinter die Aufgabe zu setzen.

Die Anwendung von Beispielen ist ein eigenes Bewertungskriterium. Viele Schüler finden es leichter, Inhalte in Form eines Beispiels erläutern zu können.

Ein Bewertungskriterium ist hierbei jedoch die Eignung! *Das gewählte Beispiel muss geeignet sein,* die Beschreibung oder Erläuterung zu unterstützen. Außerdem ist es nur zulässig ein Beispiel anzuwenden, wenn dies in der Fragestellung ausdrücklich gefordert oder zumindest freigestellt wird. Ansonsten muss die Beschreibung oder Erläuterung ohne Beispiel erfolgen.

Kombinationsaufgaben sind möglich. So kann der a.) – Teil einer Aufgabe nach der LZ I formuliert sein und der b.) – Teil sich darauf beziehend nach der LZ II formuliert sein.

Beispiel:

a) Nennen Sie die Kriterien der A-B-C-D -Therapie bei dementiellen Prozessen und

b) Erläutern Sie anhand eines Beispiels, wie eine Therapie nach „B“ aussehen könnte.

Das Lernziel ist erreicht, wenn der Prüfling schlüssig und ggf. mit geeignetem Beispiel das gestellte Thema erläutert, bzw. beschrieben hat. Dabei ist auch hier ein Kriterium, dass er sich weder Inhalte bringt, die nicht gefragt wurden, noch Inhalte von wesentlicher Relevanz übersieht.

Die Dritte Lernzielstufe

Professionelles Denken und Handeln unter Miteinbeziehung aller relevanten kognitiven, emotionalen und sozialen Faktoren setzt die Fähigkeit zum Transfer voraus.

LZ III überprüft die Fähigkeit, Gelerntes auf ähnliche oder verschiedene Situationen anwenden bzw. modifizieren zu können, die Fähigkeit zum „Transfer-Denken". Sie umfasst die Befähigungen, die in der LZ I und LZ II gefordert sind und die Befähigung der adäquaten Problemlösung.

Entsprechend der Komplexität in den Möglichkeiten einer LZ III – Frage gibt es wenige typische Erkennungsmerkmale.
Insofern ist es angebracht immer die Frage mit dem Vermerk (LZ III) zu kennzeichnen.

LZ-III Fragestellungen können Aufforderungen enthalten wie

- „Diskutieren Sie..."
- „Setzen Sie sich kritisch auseinander mit..."
- „Halten Sie es für angebracht, dass... ; bitte begründen Sie Ihre Antwort"
- „Wenden Sie ... an auf folgendes Fallbeispiel"
- „Wo sehen Sie die Hintergründe des Autors in nachfolgendem Text? Setzen Sie seine These auf die Situation ... um".
- „Wo sehen Sie die Vorteile eines Software – gesteuerten Hirnleistungstrainings bei Patienten mit Aufmerksamkeitsstörungen?"

LZ III Fragen lassen sich als offene Fragen stellen. Sie werden aber auch häufig mit Textbearbeitungen oder Fallbeispielen in Zusammenhang gebracht.

Das Lernziel ist erreicht, wenn der Prüfling sich mit einer Thematik unter verschiedenen Gesichtspunkten auseinander zu setzen weiß, seinen Kenntnisstand auch in Bezug auf andere Fachbereiche mit einbeziehen kann und schlüssig argumentiert. Hierbei sind subjektive Einschätzungen durchaus zu akzeptieren. Diese sind zwar nicht für sich allein zu bewerten, sollten sich jedoch in das Gesamtbild der Aufgabenbearbeitung harmonisch mit einfügen.

Kapitel 6

Wissenswertes zur Vorbereitung auf eine Prüfung

Es ist für den Dozenten von didaktisch- / methodischer Relevanz, nicht nur Prüfungen zu stellen, sondern sich auch an der Prüfungsvorbereitung strukturierend zu beteiligen.

Für die Schüler stellt dies eine gute Hilfe dar und für den Dozenten gibt es seinerseits Orientierungshilfe, was eine Prüfung beinhalten und wie sie aufgebaut sein sollte.

Hier ein paar Tipps:

- Am Anfang steht die Orientierung. Was wird verlangt? Wie wird es verlangt? Was sind die Lern- und Prüfungsziele?
- Dem folgt die Bestandsaufnahme. Was ist bekannt? Was muss noch vertieft werden? (Lernen für eine Prüfung sollte eigentlich nur noch Wiederholung von Stoff und kein neues Lernen sein)
- Woher bekommt der Prüfling seine Infos? Günstig ist die Zusammenstellung über Literatur, Scripten, Videofilme etc. die beim Lernen unterstützen.
- Wie hoch ist der Zeitaufwand? Insbesondere beim Lernen für größere Prüfungen sollte man den Zeitaufwand vorplanen um nicht zeitlich „unter Druck“ zu geraten.

- Dann sollte man sich den groben Überblick verschaffen und sich über Zusammenhänge orientieren.
- Wirkungsvoll auch: Sich selbst Fragen stellen (wie sie in der Prüfung dran kommen könnten) und diese beim weiteren Durcharbeiten des Stoffgebietes beantworten.
- Eine weitere Empfehlung ist die schriftliche oder mündliche Zusammenfassung des Gelernten (z.B. auf Tonkassette)
- Alles verstanden? Dann sollte man versuchen, den Stoff mit eigenen Worten zu erklären.
- Und eine letzte Idee: Den Lernstoff veranschaulichen. Durch Skizzen, mit Farben u.s.w.

a) Darf ich Ihnen das Vademecum vorstellen?

Das Vademecum bedeutet soviel wie „geh mit mir“ und stellt eine Zusammenfassung eines Unterrichtsstoffes dar.
Es empfiehlt sich, in regelmäßigen Abständen, günstigen Falls zum Ende eines Stoffgebietes, in Form eines „Stichwortverzeichnisses“ gemeinsam mit den Schülern ein Vademecum zu erarbeiten.

Dies hat verschiedene Vorteile.

- Für die Schüler werden Stichworte herausgearbeitet, die ihnen bei späteren Vorbereitungen (z.B. für das Examen) Anhaltspunkte des Wiederfindens und Wiedererkennens bieten.
- Stichworte zu behalten und darunter den Lernstoff im Detail zu subsumieren ist eine sehr effektive Lerntechnik.
- Für den Dozenten ist es ein gutes feedback darüber, was die Schüler an ‘wichtigen Eckpunkten’ aus dem Unterricht behalten haben, bzw. was ggf. nochmals nachgearbeitet werden muss.

Das Vademecum kann in Form einer Tafelanschrift oder mittels Overheadprojektor gemeinsam erarbeitet werden. Jedoch sollte es *nicht* durch den Dozenten allein vorgegeben werden.

b) Die Vorteile einer Lernzielkontrolle

Zur Vorbereitung von Prüfungen, aber auch unabhängig davon empfehlen sich ab und zu Lernzielkontrollen (LZK).

- Hier handelt es sich um schriftliche Aufgabenstellung, die von den Schülern in einem definierten zeitlichen Umfang schriftlich gelöst werden sollen.
- Wesen der Lernzielkontrolle ist, dass sie überraschend, also unangesagt eingesetzt wird.
- Der Schüler bekommt so eine unmittelbare Rückmeldung über seinen Kenntnisstand, ohne sich vorher speziell auf die Prüfung vorbereitet zu haben.
- Die Lernzielkontrolle wird nicht benotet. Somit kann der Schüler stressfrei „Mut zur Lücke“ zeigen.
- Die Lernzielkontrolle wird entweder vom Dozenten korrigiert und an die Schüler zurück gegeben oder die Schüler korrigieren mit Hilfe eines Lösungsschlüssels die LZK selbst.

Kapitel 7

Empfehlungen zur Korrektur und Bewertung von Prüfungsaufgaben

a) Die Korrektur

Schriftliche Arbeiten werden schriftlich korrigiert.
Mündliche oder praktische Arbeiten (Referate, Projektarbeit etc.) werden in der Bewertung mündlich besprochen; ggf. kann eine kurze Notiz über die wichtigsten Korrekturpunkte angefertigt werden.

Üblicherweise werden Gruppenarbeiten in der Gruppe besprochen und Einzelarbeiten mit dem einzelnen Teilnehmer.

Die Korrektur und Bewertung einer Arbeit soll möglichst in zeitlicher Nähe zur Prüfung erfolgen. Sofern keine unvorhersehbaren Umstände eintreten (Erkrankung des Dozenten) oder die Prüfung unmittelbar vor Ferienbeginn liegt, sollte die Zeit zwischen Prüfung und erfolgter Korrektur nicht länger als 14 Tage betragen.

Art und Umfang der Korrektur bleibt im Detail dem Dozenten überlassen, jedoch ist folgender Minimalformalismus zu beachten:

Die erreichten Punkte sind gegenüber den vorgegebenen Maximalpunkten deutlich zu machen.

Insbesondere bei schriftlichen Arbeiten muss den Schülern der Punkte- / Notenschritt deutlich gemacht werden.

Wenn erforderlich sollte die Korrektur nicht nur im Bestätigen des Richtigen oder Anstreichen des Falschen liegen, sondern auch im Falle eines Fehlers auf die richtige Lösung hinweisen.

Der Dozent kann zum Abschluss in einigen Sätzen eine Beurteilung (auf der Sachebene, nicht auf der Beziehungsebene!) verfassen.

Die schriftliche Korrektur soll sich farblich deutlich von der Bearbeitung durch den Schüler abheben.

Bitte jede Korrektur mit Datum und Namenszeichen des Dozenten versehen.

Die Noten einer Prüfungsarbeit werden in eine Namensliste der jeweiligen Klasse eingetragen.
Notenliste und korrigierte Arbeiten erhält der jeweilige Klassenlehrer.

b) Die Bewertung von Fragen

Der Bewertung aller Prüfungsarbeiten liegt ein sollte ein Punkteschlüssel zu Grunde liegen.

Dieser muss *vor* der Prüfung gemeinsam mit den Aufgaben erstellt werden und er muss vor bzw. während der Prüfung dem Prüfling kenntlich gemacht werden.

Eine Veränderung des Punkteschlüssels nach erfolgter Prüfung ist nur dann zulässig, wenn diese Veränderung dem Vorteil aller Schüler dient, jedoch darf keinesfalls die Veränderung den Überblick über den tatsächlichen Leistungsstand des Einzelnen oder der ganzen Klasse verzerren.

Zur Bepunktung wird folgender Schlüssel eingesetzt:

- 100% – 90% der Gesamtpunktzahl erreicht:
  Sehr gut (Note 1)
- 89% – 75% der Gesamtpunktzahl erreicht:
  Gut (Note 2)
- 74% – 60% der Gesamtpunktzahl erreicht:
  Befriedigend (Note 3)
- 59% – 50% der Gesamtpunktzahl erreicht:
  Ausreichend (Note 4)
- 49% – 30% der Gesamtpunktzahl erreicht:
  Mangelhaft (Note 5)
- 29% – 0% der Gesamtpunktzahl erreicht:
  Ungenügend (Note 6)

Der Schüler sollte üblicherweise zum Bestehen der Arbeit mindestens die Hälfte der Gesamtpunktzahl erreicht haben!
Der hier vorgegebene Punkteschlüssel orientiert sich an den meist üblichen Bewertungskriterien im Examen.

c) Die Bepunktung von Einzelfragen

Multiple Choice-Fragen

Im MC-System ist es üblich, jede Frage mit einem Punkt zu bewerten.

Die Frage gilt dann als richtig beantwortet, wenn alles richtig ist. Teilweise richtige „Kreuzchen" werden nicht gewertet.

Offene Fragen

Die Bepunktung von offenen Fragen richtet sich nach der Lernzielstufe.
Die maximal zu erreichenden Punkte sind hinter der Frage vermerkt „10 P".

In einer „Offenen Klausur" sollten Fragen zu allen Lernzielstufen mit einbezogen werden. Dabei sollten die Fragen zu den einzelnen LZ so verteilt sein, dass der Prüfling mit der richtigen Beantwortung der LZ I – und LZ II Fragen die Arbeit noch bestanden hat.

- LZ III wird im Vergleich zu LZ I dreifach bepunktet
- LZ II wird im Vergleich zu LZ I zweifach bepunktet
- LZ I wird einfach bepunktet.

Beispiel:

LZ I: 5 Punkte
LZ II: 10 Punkte
LZ III: 15 Punkte

oder

LZ I: 10 Punkte
LZ II: 20 Punkte
LZ III: 30 Punkte

Es wird empfohlen, jede Frage mit einer Mehrfachpunktzahl auszustatten, so dass im Falle der teilweise richtigen Beantwortung entsprechend Teilpunkte gegeben werden können. Die Alternative wären $^1/_2$ Punkte oder $^1/_4$ Punkte, was jedoch u.U. weniger übersichtlich ist.

d) Die Bepunktung bei Referaten, Werkstücken, Projektarbeiten etc.

Wenn Arbeiten in mündlicher oder darstellender Form benotet werden, so ist den Teilnehmern mit der Aufgabenstellung ein Katalog der Bewertungskriterien und den zu erreichenden Punkten auszuhändigen.

Beispiele:

- Im Falle der Herstellung eines *Werkstückes* können u.a. bewertet werden: Genauigkeit, Haltbarkeit, Farbgebung, Sorgfalt etc.
- Im Falle eines *Referates* können u.a. bewertet werden: Sprachliche Darstellung, Gliederung/Aufbau, Medieneinsatz etc.
- Im Falle einer *Projektarbeit* in der Gruppe können u.a. bewertet werden: Pünktlichkeit in der Präsentation des Ergebnisses, Konkretisierung in der Erreichung des vorgegebenen Zieles, Darstellung, Sorgfalt etc.

Die Einzelbepunktung soll sich am Schwierigkeitsgrad der zu bewertenden Aufgabe analog zu den Lernzielstufen I- III orientieren.

e) Die Berechnung und Rundung von Noten

Das Ermitteln der Endnote ist in der Regel Sache der jeweiligen Klassenleitung.

Hier nochmals die Gewichtung von Prüfungen:

- Klausur: 4 -fach
- Referat: 4 -fach
- Hausarbeit: 4 -fach
- Projektarbeit: 3 -fach
- Werkstück: 3 -fach
- Arbeitsbericht: 1 -fach

Beispiel 1:

Schüler „S“ hat in dem Fach Pädagogik in der Klausur eine „2“ und in der Projektarbeit eine „3“.

Klausur (x 4)	=	2 x 4	=	8
Projekt (x 3)	=	3 x 3	=	9
Summe	=			17
geteilt durch		7 (4-fach + 3-fach)		

Gesamtnote = 2,4 ➔ abgerundet = *Gesamtnote: 2*

Bitte beachten Sie: bei „Kommawerten“ wird bis

,4 ABgerundet

und ab

,5 AUFgerundet!

Beispiel 2:

Schüler „S“ hat in dem Fach Kreativtherapie: Peddigrohr im Arbeitsbericht eine „5“ und im Werkstück eine „3“

Arbeitsbericht	(x 1)	=	1 x 5	=	5
Werkstück	(x 3)	=	3 x 3	=	9
Summe		=			14
geteilt durch		4 (1-fach + 3-fach)			

Gesamtnote = 3,5 → aufgerundet = *Gesamtnote: 4*

Bitte beachten Sie: bei „Kommawerten“ wird bis

‚4 ABgerundet

und ab

‚5 AUFgerundet!

Kapitel 8

Zum Abschluss noch ein wenig Unterstützung

In einer schriftlichen Aufsichtsarbeit ist jegliche Verwendung unerlaubter Hilfsmittel verboten. Dazu gehört auch das „Abschreiben“ von der Arbeit eines Mitschülers. Missachtung kann zur frühzeitigen Beendigung der Arbeit verbunden mit der Note „6“ führen.
In anderen Prüfungsarbeiten (Referat, Hausarbeit etc.) muss der Schüler schriftlich angeben, welche >Hilfsmittel< er benutzt hat und insbesondere versichern, dass er allein und selbstständig die Arbeit angefertigt hat.

Es gibt jedoch Möglichkeiten, Hilfsmittel zuzulassen, um dem Prüfling didaktisch sinnvoll und aus Sicht der pädagogischen Psychologie auch durchaus vertretbar in Prüfungssituationen Unterstützung zu geben.

Zu unterscheiden ist zwischen

- Erlaubten Hilfsmitteln

und

- Memorierungshilfen.

> Bitte beachten Sie, dass Memorierungshilfen in jedem Fall im staatlich anerkannten Examen nicht zulässig sind! Erlaubte Hilfsmittel sind in der Regel im Examen auch nicht gestattet, Ausnahmen sind möglich.

a) Erlaubte Hilfsmittel

Es ist möglich, in einer schriftlichen Aufsichtsarbeit die Verwendung bestimmter Hilfsmittel zu erlauben.

- Das Kriterium dabei ist, dass das Hilfsmittel den Schüler in der Bearbeitung der Prüfungsfragen angemessen unterstützt, ohne jedoch unmittelbar zur Lösung der Aufgabe beizutragen.

Beispiel: Anwendung des „Pschyrembel – Medizinischen Wörterbuchs“ als erlaubtes Hilfsmittel:

- Bei einem ergotherapeutischen Fallbeispiel kann der Pschyrembel erlaubt werden, wenn es dem Schüler hilft, für ihn unbekannte Diagnosen nachzuschlagen und die Lösung der Aufgabe, z.B. einen Therapieplan zu entwerfen, nicht durch den Pschyrembel erleichtert wird.
- Hingegen kann die Benutzung des Pschyrembels in einer Medizinklausur nicht erlaubt sein, wenn in dieser Klausur die Symptome einer Erkrankung oder medizinische Definitionen gefragt werden, die sich durch ein Nachschlagen im Pschyrembel leicht beantworten lassen würden.

Weitere erlaubte Hilfsmittel könnten sein:

- Das Werkstück, zu dem ein Arbeitsbericht verfasst werden soll oder ein anatomisches Modell als Hilfe zur Veranschaulichung etc.
- Die Art des/der erlaubten Hilfsmittel muss in der Aufgabenstellung schriftlich vermerkt sein und natürlich den Schülern bereits zur Vorbereitung auf die Prüfung bekannt gemacht werden.

Über Einsatz und Art des erlaubten Hilfsmittels entscheidet der Dozent des jeweiligen Faches.

b) Memorierungshilfen

Den Schülern kann gestattet werden, in einer Aufsichtsarbeit Memorierungshilfen zu benutzen.

Diese werden nicht vom Dozenten benannt (wie das erlaubte Hilfsmittel), sondern jeder Schüler kann sich seine eigene individuelle (!) Memorierungshilfe herstellen.

Dabei sind folgende Kriterien zu beachten:

- Jede Memorierungshilfe muss vor Beginn der Prüfung dem Aufsicht führenden Dozenten gezeigt und von diesem genehmigt werden.
- Der Dozent kann die Genehmigung verweigern, wenn die Memorierungshilfe seiner Ansicht nach den Grad des Zulässigen überschreitet.
- Eine Memorierungshilfe, die nicht genehmigt wurde gilt als unerlaubtes Hilfsmittel!
- Die Memorierungshilfen dürfen nie Text über das Stoffgebiet enthalten (z.B. Definitionen, Stichworte, Grafiken mit Text, o.ä.)
- Möglich sind jedoch Memorierungshilfen, die mit bildhaften Darstellungen, Symbolen oder Farben arbeiten.

Der Sinn der Memorierungshilfe ist, konkreten Stoff insowcit zu abstrahieren, dass dieser auf symbolischer Ebene dargestellt werden kann und mittels Imagination wieder abgerufen wird.

Schüler sind meist unterschiedlich dazu befähigt, mit Memorierungshilfen zu arbeiten. Erfahrungsgemäß „sitzt“ der Prüfungsstoff sehr gut, wenn er auf eine abstrakte, symbolhafte Ebene reduziert werden kann und die Memorierungshilfe dann in erster Linie dem subjektiven Sicherheitsbedürfnis dient.

Dies ist eben auch der Grund, weswegen der Einsatz von Memorierungshilfen zu befürworten ist:

- Die Memorierungshilfe ersetzt nicht das Wissen (wie bei einem herkömmlichen „Spicker“), sondern sie unterstützt in der Prüfung das Abrufen des bereits Gelernten im Sinne des Erinnerns und vermittelt daher, insbesondere bei „Denkblockaden“ bedingt durch Prüfungsangst ein subjektives Sicherheitsgefühl, was sich förderlich auf die Ruhe und das Selbstvertrauen bei Schülern in der Prüfung auswirken kann.

Empfehlung: Über den möglichen Einsatz von Memorierungshilfen im jeweiligen Unterrichtsfach sollte rechtzeitig im Rahmen der Prüfungsvorbereitung zwischen Schülern und Dozenten gesprochen werden.

Kapitel 9

Literaturempfehlungen

Heidrun Becker: „Lehren in der Praxis – in der Praxis lernen“ Schulz-Kirchner Verlag 2001, ISBN 3-8248-0420-4

Birkholz / Dobler: „Der Weg zum erfolgreichen Ausbilder“ Verlag Stumpf & Kossendey 2001, ISBN 3-932750-59-4

Sebastian Leitner: „So lernt man lernen“. Herder-Verlag 1972, ISBN 3- 451-23128-X

Meyer. „Unterrichtsmethoden“ Band I und II, Verlag Cornelsen Scriptor 1987, Band I: ISBN 3-589-20850-3, 1 Band II: ISBN 3-589-20851

Schaub / Zenke: „Wörterbuch Pädagogik“, dtv Verlag 2002, ISBN 3-423-32521-6

Kapitel 10

Wissenswertes über „Hier steht's" Band 2 und 3

Zeitgleich mit

Band 1 „Hier steht's – *Manual für die Durchführung von Prüfungen in der Ergotherapieausbildung*" (B 1048)

ist auch

Band 2 „Hier steht's – *Manual für die Durchführung von Praktika in der Ergotherapieausbildung*" (B 1047)

erschienen.

Im Herbst 2004 erscheint

Band 3 „ Hier steht's – *Manual für die Durchführung des staatlich anerkannten Examens in der Ergotherapieausbildung*" (B 1049).

Vorschau auf die Inhalte:

Band 2 „ Hier steht's – *Manual für die Durchführung von Praktika in der Ergotherapieausbildung*“ (B 1047)

- Orientierungshilfen in den Praktika der ergotherapeutischen Ausbildung
- Empfehlungen zu den Praktika
- Methodisch-Didaktischer Leitfaden
  - ➤ Lernzielauswahl und Lernzielhierarchie
  - ➤ Handlungskompetenz
  - ➤ Fachkompetenz
  - ➤ Methodenkompetenz
  - ➤ Sozialkompetenz
  - ➤ Checkliste über den Kenntnisstand
  - ➤ Pädagogische Evaluation
- Die Prüfungen während des Praktikums
  - ➤ Die Sichtstunde
  - ➤ Der Praktikumsbericht
  - ➤ Das Colloquium
  - ➤ Die Praktikumsbeurteilung
- Kopiervorlagen

Band 3 „Hier steht's – *Manual für die Durchführung des staatlich anerkannten Examens in der Ergotherapieausbildung*“ (B 1049)

– in Vorbereitung –

Über die Autorin

Ich habe nach abgeschlossenem Hochschulstudium der Pädagogik für Lehramt mit meiner Promotion begonnen und war als Spielpädagogin in einem Jugendkulturzentrum tätig. Aus privaten Gründen musste ich meine Dissertation abbrechen und arbeitet einige Zeit im Personalmanagement als Ausbildungsleiterin bevor ich mich entschloss, Ergotherapeutin zu werden.

Nach erfolgtem Examen leitete ich im Rahmen eines Projektes der Bundesregierung „Rehabilitation im Pflegeheim“ die therapeutische Abteilung in einem Bayreuther Alten- und Pflegeheim.

Von 1996 bis Dezember 2001 war ich an einer Berufsfachschule für Ergotherapie tätig. Mein Schwerpunktbereich lag in der Geriatrie und Geragogik und in der Praktikumsbetreuung. Außerdem war ich Klassenleiterin und Vertrauenslehrerin.

1998 habe ich mein erstes Buch „ Mein Gehirn kennt mich nicht mehr“ über ganzheitliche Therapie bei neuropsychologischen Störungen veröffentlicht; im August 2000 erschien mein zweites Fachbuch „Alternativen und Altbewährtes für Alte Menschen“.

In meiner praktischen Arbeit entwickelte ich auf der Basis enger Kooperation mit Pflegekräften, Ansätze für ganzheitliche pflegetherapeutische Verfahren. Seit Beginn 2000 gibt es Sentitas®, ein von mir entwickeltes palliativ-therapeutisches Behandlungskonzept für schwerstpflegebedürftige und sterbende alte Menschen, welches bundesweit in Seminaren unterrichtet wird.

Darüber hinaus existieren Veröffentlichungen von mir zum Themenbereich „Schmerztherapie" und „Körperschemastörungen". Im Sommer 2001 schloss ich erfolgreich meine Ausbildung zur Heilpraktikerin ab.

Seit 2002 bin ich als Schulleiterin der Schule für Ergotherapie und Arbeitserziehung der IB – Medizinischen Akademie tätig und seit Mai 2003 Mitglied der Geschäftsleitung. Zu meinen Aufgaben gehört unter anderem auch die Entwicklung von e-learning in der therapeutischen Ausbildung.

Meine private Zeit gehört meinem Mann, meinem Hund und meinen beiden Katzen, der Öl- und Aquarellmalerei, dem Wandern und meiner Vorliebe für „Star Trek".

Seit Oktober 2003 bin ich mit Martin Klaus verheiratet.

Sabiene Fenske-Deml

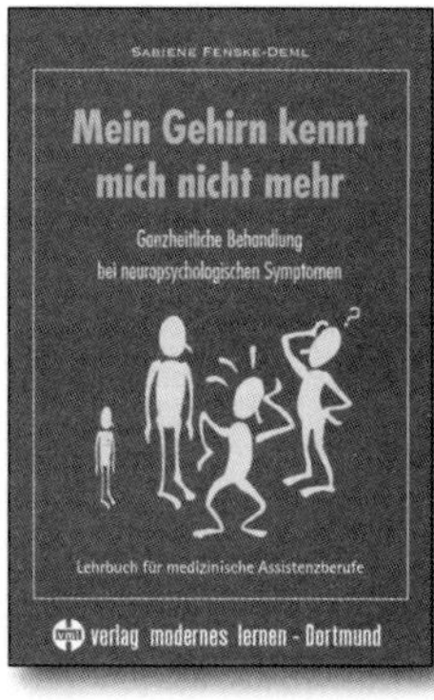

Sabiene Fenske-Deml

„Mein Gehirn kennt mich nicht mehr ..."

Ganzheitliche Behandlung bei neuropsychologischen Symptomen – Lehrbuch für medizinische Assistenzberufe

„Dieses Buch ist in erster Linie für jene gedacht, die den Einstieg zur Behandlung von Patienten mit neuropsychologischen Symptomen suchen oder Anregungen zur täglichen Arbeit in diesem Bereich wünschen. Für SchülerInnen der Ergotherapie ist es mit Sicherheit eine große Hilfe im Praktikum wie auch zum Verständnis des andernorts nicht immer leicht verständlich dargestellten Themenkreises neuropsychologischer Symptome. Auf diese Weise wird es schließlich auch Lehrkräften der Ergotherapie und PraktikumsanleiterInnen immer wieder Anregungen zur didaktischen Aufbereitung dieses Fachgebietes liefern.
Eine weitere Stärke des Buches liegt in seiner fachübergreifenden Gültigkeit, so dass es allen in diesem Bereich arbeitenden Berufsgruppen wichtige Hintergründe erläutert und alltägliche Vorgehensweisen im Umgang mit PatientInnen darstellt." *ergoXchange*

2. Aufl. 2000, 224 S., durchgehend zweifarbig gestaltet, Format 16x23cm, fester Einband
ISBN 3-8080-0412-6, **Bestell-Nr. 1030, sFr 43,30, € 24,60**

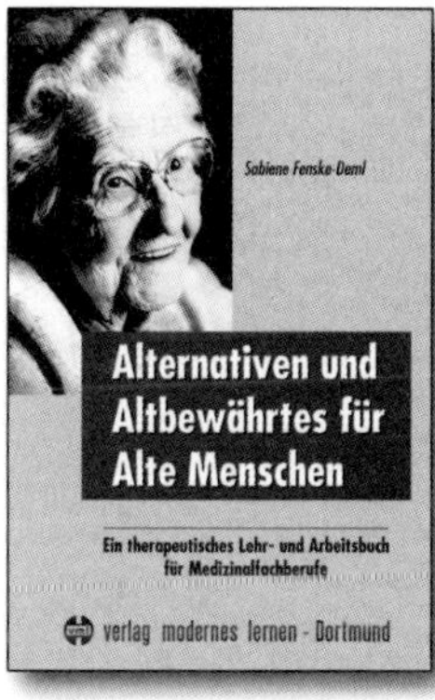

Sabiene Fenske-Deml

Alternativen und Altbewährtes für Alte Menschen

Ein therapeutisches Lehr- und Arbeitsbuch für Medizinalfachberufe

„Dieses Lehrbuch für Pflegeberufe gliedert sich in 3 'Bausteine': der erste macht den Leser mit den verschiedenen Facetten des 'Altseins', seinem Charme, der Einzigartigkeit und den Chancen dieses Lebensabschnittes vertraut. Der zweite lädt dazu ein, Zusammenhänge, Grenzen und Chancen von Krankheit im Alter kennen zu lernen. Der dritte Baustein liefert konkrete Empfehlungen zu präventiven, rehabilitativen und palliativen Behandlungsverfahren. Das Buch ist geprägt von einem wachen und sensiblen Verständnis im Umgang mit alten und behinderten Menschen. Das medizinische Wissen ist dagegen auf das Notwendigste beschränkt. Sehr anregend und nachdenkenswert. Auch für pflegende Angehörige gut verständlich." *ekz-Informationsdienst*

„Das Buch ist eine nützliche Ergänzung zu der häufig streng organpathologisch und diagnostisch ausgerichteten Pflegeliteratur. Nicht alltäglich, aber sehr ansprechend gestaltet und in jeder Hinsicht benutzerfreundlich: Ihrem Motto 'Altbewährtes und Alternativen' wird die Autorin in jeder Hinsicht gerecht." *Dieter Karotsch, Altenpflege*

2000, 360 S., vierfarbig, Format 16x23cm, fester Einband
ISBN 3-8080-0451-7 **Bestell-Nr. 1035, sFr 47,50, € 27,60**

verlag modernes lernen borgmann publishing

Hohe Straße 39 • D-44139 Dortmund • Tel. (0231) 12 80 08 • FAX (0231) 12 56 40
Unser Buchkatalog im Internet: www.verlag-modernes-lernen.de